AF496044

F. BILLON

Emploi thérapeutique

de

L'OVO-LÉCITHINE

chez les Vieillards

1910

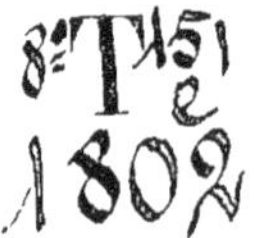

F. BILLON

EMPLOI THÉRAPEUTIQUE

DE

L'OVO-LÉCITHINE

CHEZ LES VIEILLARDS

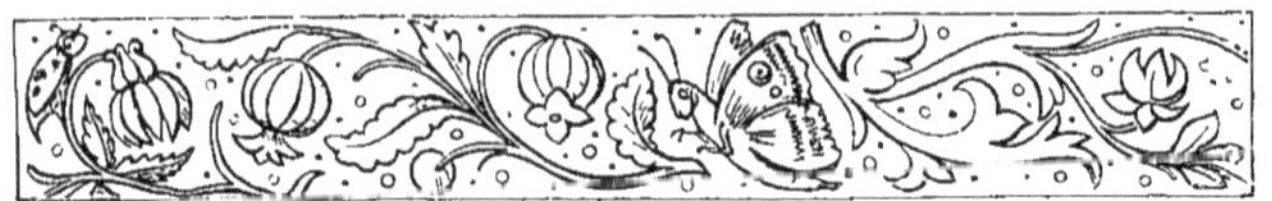

AVANT-PROPOS

Aujourd'hui il n'existe plus guère de détracteurs de la Lécithine. D'ailleurs, personne, je crois, n'a jamais nié l'action de la médication lécithinée. Mais bon nombre de médecins s'en sont fait une idée si fausse, si primaire, qu'ils ont cru de bonne foi l'appliquer en faisant ingérer aux malades, qu'ils en estimaient justiciables, des substances riches en Lécithine, telles que : œufs crus, bouillies de céréales, etc... Par contre, l'idée que 25 à 30 centigrammes de Lécithine pure, administrés journellement, puissent avoir une action thérapeutique propre, beaucoup plus énergique que celle d'une alimentation lécithinée, paraissait, à ceux d'entre eux que la nature a doués de bienveillance, un paradoxe scientifique dénué de saveur, et, aux autres, une manifestation absurde du pragmatisme commercial.

Et cependant c'est sur des bases solides d'observation scientifique que les protagonistes de la Lécithine pure avaient assis leur conception de son action physiologique. Le temps, dont l'œuvre sereine fait justice des théories inexactes et des publicités vaines, a bien modifié un peu l'interprétation scientifique donnée à leurs expériences par les premiers observateurs; mais il n'a fait qu'accumuler les preuves à l'appui de la sincérité de leurs travaux et vérifier la sagacité de leurs recherches.

Que l'on me pardonne mon immodestie, mais ce n'est pas sans satisfaction que, comme ouvrier de la première heure, je constate le succès de l'œuvre à laquelle je crois avoir apporté un concours efficace : d'abord, par la découverte d'un procédé industriel de fabrication de la Lécithine chimiquement pure; ensuite, par l'étude, exempte de parti pris, des propriétés qui lui étaient alors assignées par Danilewsky, Scrono, etc.

Il n'est certainement pas, au surplus, d'action plus difficile à prouver, au sens médical du terme, que celle d'un médicament dit « de nutrition générale », si on ne veut pas, suivant le procédé connu, se borner à de simples affirmations, calquées sur des vues théoriques plus ou moins reçues du monde scientifique.

L'agent thérapeutique, en effet, — composé chimique, substance organisée, force physique, — peut à la rigueur être assez bien connu; mais la matière réagissante est d'une constitution si infiniment complexe, que l'explication de l'action du premier sur la seconde ne peut être que partielle, encore que cette action soit nettement constatable. Puis, les conditions expérimentales sont également variables à l'infini. Et lorsqu'on se défend de préconiser une panacée, rien n'est moins aisé que de déterminer, dans le domaine des troubles de la nutrition générale, les cas justiciables du médicament que l'on propose de soumettre aux essais cliniques. Ces troubles, dont les manifestations sont très sensiblement identiques, ont souvent des causes réelles, profondément différentes. Or, toutes choses égales d'ailleurs, une substance donnée ne peut avoir d'effet qu'à l'égard d'un groupe, — plus ou moins grand, mais néanmoins déterminé en fait, — de phénomènes intimes de la nutrition.

Comme nous n'avons sur ces derniers que des connaissances fragmentaires, et d'ailleurs âprement discutées, l'appréciation de la valeur thérapeutique d'un médicament de « nutrition générale », quelle que soit l'expérimentation physiologique dont il se réclame, demeure fonction du pourcentage de cas favorables auxquels son expérimentation clinique a donné lieu. Encore faut-il, pour que ce calcul entraîne la conviction, que les observations ainsi faites soient en très grand nombre et qu'elles aient un caractère de précision suffisant.

Quand, il y a maintenant près de dix ans, j'ai introduit la Lécithine dans la thérapeutique, celle de ses actions qui m'a le plus frappé, ainsi que les médecins éminents qui ont bien voulu me prêter l'aide de leur science très grande et très sûre pour son étude clinique, a été l'influence exercée par elle chez le vieillard et chez l'enfant.

Chez l'adulte justiciable de ce médicament, il est nécessaire de suivre attentivement la marche du traitement lécithiné pour apprécier à leur juste valeur les modifications survenues, du fait de ce dernier, dans l'état du malade, parce que ces modifications ne se produisent que progressivement et au bout de quelques jours de traitement. Chez le vieillard, dont nous nous occuperons seulement aujourd'hui, l'action de l'Ovo-Lécithine est si rapide, son intensité si grande, les doses nécessaires si faibles, qu'il est impossible de n'en pas être frappé. L'étude qui suit en fait foi.

Auparavant, il me paraît bon cependant de rappeler ici quelques vérités générales acquises, au cours des très nombreuses recherches auxquelles a donné lieu, dans tous les pays, l'étude de la Lécithine depuis dix ans, et qui permettent de comprendre dans une large mesure son influence sur les phénomènes morbides de la sénilité.

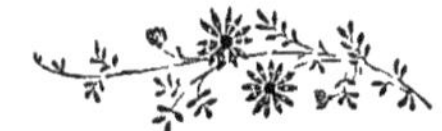

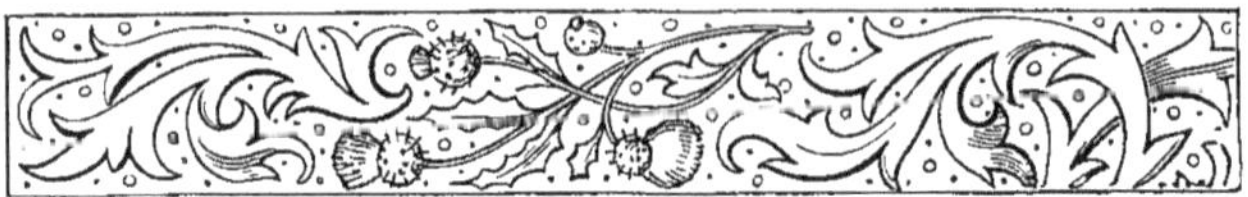

CONSIDÉRATIONS SUR QUELQUES PROPRIÉTÉS

DE LA LÉCITHINE

La Lécithine existe à l'état de combinaisons dans le protoplasma des cellules jeunes.

Les difficultés de son extraction sont de deux ordres : 1° nécessité de dédoubler entièrement la combinaison lécithinalbumine sans décomposer la Lécithine elle-même ; 2° obligation de séparer complètement de la Lécithine les matières grasses naturelles et la cholestérine qui l'accompagnent toujours ; ces corps, et tout particulièrement la cholestérine, ayant une action nettement antagoniste.

La délicatesse des procédés d'obtention de la Lécithine explique pourquoi ce corps est rarement présenté à l'état pur dans le commerce.

D'autre part, le fait que la Lécithine existe à l'état naturel sous forme de combinaison et que cette combinaison elle-même se trouve mélangée à des corps ayant une action contraire montre bien l'erreur où étaient tombés quelques esprits simplistes qui pensaient obtenir de l'alimentation les bons effets constatés avec la Lécithine.

De sa constitution chimique complexe, mais surtout de

la labilité de ses éléments, la Lécithine tient cette remarquable propriété d'intervenir si fréquemment dans les phénomènes somatiques cellulaires en activant les réactions qui en sont la base.

Insoluble dans l'eau, elle se transforme à son contact en une suspension colloïdale d'une stabilité remarquable. De ce fait, elle participe à toutes les propriétés des colloïdes et peut jouer un rôle prépondérant dans les actions de précipitation et de solubilisation qui sont sous la dépendance de variations de charge électrique.

L'absorption facile par les membranes des cellules bactériennes de ce colloïde de nature lipoïdale permet de se rendre compte de son influence dans un certain nombre d'états infectieux. Elle donne en effet l'explication des phénomènes de bactériolyse particulièrement sensible avec le bacille d'Eberth. Pouvant neutraliser certaines toxines, comme celle du botulisme, et certains composés chimiques toxiques, comme le chloroforme, la Lécithine doit avoir une heureuse influence dans beaucoup d'intoxications.

Les considérations sur la constitution physique de la Lécithine, ses propriétés chimiques présentent un très grand intérêt, puisqu'elles démontrent la possibilité de son action et en permettent, le cas échéant, l'interprétation.

Elles seraient de nulle valeur si elles n'étaient pas corroborées par les faits. L'expérimentation physiologique, l'étude thérapeutique, montrent, au fur et à mesure que les recherches se multiplient, combien la Lécithine a répondu à ce que l'on était en droit d'espérer d'elle.

ACTION PHYSIOLOGIQUE DE LA LÉCITHINE

Les recherches sur l'action physiologique de la Lécithine datent de 1890. On les trouvera exposées dans les différents opuscules que nous avons consacrés à la Lécithine.

De ces recherches, ce sont surtout celles qui se rapportent à son action sur la nutrition générale qui peuvent faire comprendre son action sur l'organisme vieilli.

Nous ne ferons que les résumer rapidement : leur nombre et leur importance sont tels, que nous ne pourrions, dans une brève notice, les analyser, même sommairement, tous.

La Lécithine très pure, comme l'Ovo-Lécithine, c'est-à-dire complètement isolée des matières albuminoïdes avec lesquelles elle est combinée à l'état naturel et séparée des corps à action physiologique antagoniste qui l'accompagnent, agit, ainsi que l'a dit Labbé, comme une sorte de ferment. Cette assertion, qui eût pu paraître osée au moment où elle fut formulée, n'étonne plus maintenant que l'on connaît bien les propriétés des colloïdes.

Disons de suite que nul autre colloïde ne peut être comparé à la Lécithine, au point de vue spécial qui nous occupe, non seulement par suite de sa stabilité remarquable, mais surtout parce qu'à l'inverse des autres colloïdes, elle n'est pas inerte chimiquement. L'état colloïdal qu'elle prend au contact de l'eau ne fait qu'amplifier son action.

Sous son influence, les éléments anatomiques, cellules

de toutes espèces qui, par suite d'une cause quelconque, ont été troublées dans leur nutrition, reprennent leur fonctionnement habituel.

Elle active même les cellules normales : la preuve en est que, si on donne de la Lécithine à un animal ou à un homme sain, on constate une meilleure utilisation des matériaux azotés alimentaires, l'albumine est fixée en plus grande quantité dans les tissus, et par suite l'excrétion de l'azote est diminuée.

Il se produit le même phénomène en ce qui concerne les phosphates ; chez les animaux jeunes et chez les enfants normaux, ces constatations se traduisent par une croissance plus rapide et un état général meilleur.

Desgrez et Zaky ont constaté que la Lécithine, administrée à des cobayes en état d'inanition, détermine chez eux une survie de quelques jours. La perte de poids au moment de la mort est sensiblement égale chez les animaux traités et les témoins, la proportion de matériaux utilisés est donc la même ; le mode de nutrition étant identique chez les animaux lécithinés, ceux-ci ne survivent que grâce à une plus parfaite utilisation de leurs réserves et des albumines de leurs tissus.

On conçoit de quelle importance est, chez le vieillard, cette action sur le ralentissement de la désassimilation.

Ariès a fait une constatation importante, c'est celle de l'action diurétique de la lécithine chez le vieillard. Dans son observation VI, qui est typique à ce sujet, il note en outre de la diurèse obtenue, alors que la spartéine et la digitaline n'avaient plus d'action, un relèvement de l'activité cardiaque.

Le mécanisme de cette action de la Lécithine se trouve expliqué par un travail postérieur de Danilewsky.

L'auteur montre qu'expérimentalement, sur le cœur

isolé, la Lécithine possède une action stimulante très nette. Des solutions même très faibles (1 ou 2 pour 100.000) augmentent très notablement l'amplitude de la systole du cœur isolé.

Si, à la place de Lécithine, on introduit dans le cœur un mélange de produits de son dédoublement, acide glycéro-phosphorique à l'état de sel de soude, choline, glycérine, on obtient une action inverse.

L'influence bienfaisante de la Lécithine se manifeste non seulement par une augmentation des systoles, mais aussi par une régularisation de celles-ci dans les cas de troubles du rythme des contractions.

Le mécanisme de cette action s'explique par une influence immédiate de la Lécithine sur le muscle cardiaque. La Lécithine relève aussi l'excitabilité et l'énergie contractile des muscles lisses et striés.

Lifchitz montre que la Lécithine augmente la pression sanguine surtout chez les animaux rendus anémiques par une saignée. Le mécanisme de cette action est le suivant : accroissement de l'énergie des contractions systoliques et influence sur la paroi vasculaire.

Il est remarquable que les effets physiologiques, dont nous venons de donner un aperçu rapide, s'obtiennent avec la même intensité que la Lécithine soit administrée par voie gastrique ou par voie hypodermique.

Cela aurait lieu de surprendre si les idées de Bokay, de Politis et de Haserbroeck étaient exactes, c'est-à-dire si la Lécithine était dédoublée par les sucs intestinaux.

Il n'en est rien. M. Stassano et moi avons démontré que non seulement la Lécithine n'était pas décomposée *in vitro* par le suc pancréatique kinasé, mais que, lorsqu'on l'administrait par voie gastrique à des chiens, on la retrouvait inaltérée dans la lymphe.

Nous ferons remarquer, en passant, que, si au lieu de Lécithine pure, isolée, on fait ingérer des combinaisons lécithinées alimentaires, on ne retrouve plus de lécithine dans la lymphe, ainsi que nous l'avons démontré (*Comptes rendus Société de Biologie*, 1903, p. 482 et 924).

Mlle L. Kalaboukoff et Émile T. Terroine, étudiant l'action du suc pancréatique et des sels biliaires sur la Lécithine (*loc. cit.*, 1909, p. 176), sont arrivés à cette même conclusion : la Lécithine pure ou Ovo-Lécithine n'est pas saponifiée par le suc pancréatique.

L'erreur des auteurs cités plus haut provient de ce qu'ils ont eu affaire à des Lécithines impures.

Il n'y a donc rien de surprenant à ce que la voie d'administration ne présente, au point de vue des résultats obtenus, aucune importance.

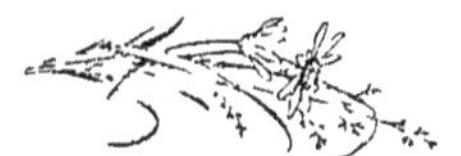

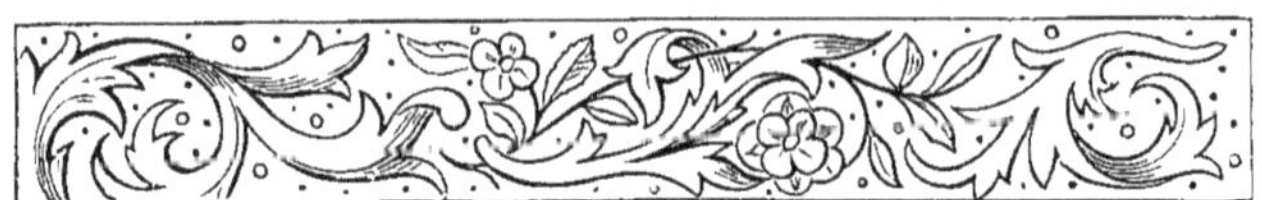

EMPLOI THÉRAPEUTIQUE DE LA LÉCITHINE
CHEZ LES VIEILLARDS

Le Dr Dubergé, dans son étude sur la Lécithine,
écrit :

« La décrépitude inséparable de l'âge avancé, la difficulté de l'alimentation due à la chute des dents ou à leur
mauvais état, le vertige stomacal, le catarrhe chronique
des bronches, la lenteur de la convalescence après la
grippe et après bien d'autres maladies ou indispositions,
sont des indications d'administrer la Lécithine aux vieillards. Il était à prévoir que ce pain des faibles serait utile
dans la vieillesse comme il l'est dans l'enfance et dans la
convalescence ; mais le résultat a dépassé toutes mes espé-
rances »

Ce sentiment de surprise a été éprouvé par tous ceux
qui ont expérimenté l'action de la Lécithine chez les gens
âgés. C'est pourquoi le Dr Toupet, médecin des hôpitaux,
chargea son élève, le Dr Ariès, de faire une étude d'en-
semble de l'emploi thérapeutique de la Lécithine chez les
vieillards.

Cet auteur a réuni dans son travail une série d'observations tant personnelles que de diverses sources, et que
nous ne pouvons mieux faire que de donner in extenso.

Elles portent sur des malades atteints d'affections diverses, mais qui tous présentaient des symptômes analogues de sénilité. Comme on le verra par la lecture des observations, ce sont ces symptômes surtout qui se sont modifiés sous l'influence de la Lécithine.

Voici quelles sont en résumé les modifications observées. Nous citons Ariès :

« Les premiers symptômes d'amélioration constatés sont généralement l'accroissement des forces et l'augmentation de l'appétit. Cet accroissement des forces est parfois considérable : des malades incapables de se livrer à la moindre occupation, réduits à rester confinés dans leur lit, ont pu, après quelques jours de traitement, se lever, se promener, voyager (*Observation V*), reprendre sans fatigue un travail qu'ils ne faisaient auparavant qu'avec beaucoup de difficulté. Cette amélioration très nette a pu être spécialement constatée chez des vieillards en convalescence de pneumonie, de bronchite (*Observations XV, XVI, XVII*).

« L'augmentation de l'appétit est également très manifeste et très précoce, aussi bien chez les sujets où il laissait à désirer auparavant que chez ceux où il était satisfaisant.

« L'augmentation du poids marche le plus souvent parallèlement à celle de l'appétit. Toutefois elle est évidemment moins manifeste chez le vieillard que chez un sujet jeune en voie de développement. »

Après avoir signalé l'action diurétique de la Lécithine, Ariès ajoute :

« Nous avons pu observer à plusieurs reprises de très bons effets de la Lécithine sur le fonctionnement général du système nerveux des vieillards (*Observations XI, XII, XIV*). Nous pensons d'ailleurs, avec Morichau-Beauchant, que la

Lécithine a sur le système nerveux une action élective dis-
tincte de celle qu'elle a sur la nutrition générale. »

Observation I

(D'après Serono.)

A. C..., 80 ans. — Depuis quatre mois ne se lève plus, est
très affaibli et ne remue les jambes qu'avec une extrême difficulté. Pendant quinze jours, on lui injecte quotidiennement
2 centimètres cubes de Lécithine. Maintenant il est capable de
se lever et il peut marcher; ses forces sont augmentées.

Observation II

(D'après Coulombe.)

Un malade âgé, atteint de maladie de Parkinson et qui, après
une forte bronchite, se trouvait dans l'état le plus précaire, est
soumis à des injections quotidiennes de 5 centigrammes de Lécithine. Au bout de douze jours on constata une amélioration
considérable de l'état général, en même temps qu'une diminution du tremblement.

Observation III (résumée)

(D'après Morichau-Beauchant.)

T. C..., 57 ans. — Diabétique, entre le 6 juin 1901 à l'hôpital
Saint-Louis pour faire soigner un abcès à allure gangréneuse
qu'elle présente à la plante du pied. Elle est très faible, n'a plus
du tout d'appétit, est amaigrie.

Elle est soumise à la Lécithine, à la dose de 30 centigrammes
par jour en pilules, du 28 septembre au 13 novembre.

L'amélioration a été considérable. Au bout de quelques jours,
l'appétit est marqué et les forces s'accroissent d'une façon manifeste. La malade engraissait; malheureusement l'état du pied ne

s'améliore pas; l'abcès s'étendit, et on dut faire des incisions à plusieurs reprises.

Le poids baissa alors légèrement. L'état général sembla cependant meilleur qu'auparavant. L'appétit resta notablement augmenté, et la malade se sentit plus vigoureuse qu'avant le traitement.

Poids avant le traitement. . . . . 44 kilogr.

   —   15 octobre. 45   —

   —   28 octobre. 43   —

   —   13 novembre 44   —

Observation IV (résumée)

(D'après Morichau - Beauchant.)

C. R..., 67 ans. — Diabétique depuis douze ans, entre le 4 septembre 1901 à l'hôpital Bichat. Il se plaint surtout d'une fatigue générale qui survient au moindre effort; l'amaigrissement est très prononcé; les cheveux et la barbe sont blancs. Arc sénile très prononcé. L'appétit est médiocre.

Le 20 octobre, on commence les injections de Lécithine (10 centigrammes en solution dans l'huile tous les 2 jours). En outre, à partir du 5 novembre, le malade prend quotidiennement 30 centigrammes de Lécithine en pilules. Le traitement est arrêté le 16 novembre.

L'amélioration a été sensible; le poids, de 62^{kg},500, est passé à 63^{kg},500 le 2 novembre, et 64 kilogrammes le 9 novembre. Il se maintient à ce chiffre le 16 novembre. L'appétit est un peu augmenté; le malade se sent plus fort.

Observation V (personnelle)

L. R..., 77 ans. — Ne présente aucune affection déterminée; tous ses organes sont sains. Il se plaint d'une asthénie marquée; depuis deux mois il ne peut quitter son lit que pour faire quelques pas dans sa chambre. Il présente également une diminution de l'activité cérébrale. L'appétit a à peu près disparu.

Le 10 octobre 1901, le malade est soumis à la médication lécithinée; il prend quotidiennement 30 centigrammes de Lécithine
par la voie gastrique. Au bout de cinq jours on note déjà une
amélioration très nette de l'état général : l'appétit est revenu, le
malade peut aller et venir dans son appartement. Le 24 octobre,
il se sent très bien; il accuse une augmentation manifeste de
l'activité cérébrale; il a pu recommencer ses promenades quotidiennes; il a visiblement engraissé. Le 7 novembre, se trouvant
subitement dans l'obligation de faire un long voyage, il sup-
porte sans fatigue sérieuse un trajet de près de quarante-huit
heures en chemin de fer.

Le traitement est arrêté le 30 novembre.

L'amélioration obtenue a persisté.

Observation VI (personnelle)

M. B..., 80 ans. — Atteint de cachexie sénile, est très affaibli,
apathique. L'appétit est à peu près nul. Le malade présente des
troubles de myocardite sénile; le pouls bat à 56, 58 pulsations.
Les urines sont peu abondantes (600 à 700 centimètres cubes
par 24 heures).

La spartéine, la digitaline n'ont plus d'action. Sous l'influence
d'injections de Lécithine faites tous les deux jours, à la dose de
10 centigrammes, on voit les forces s'accroître un peu et l'activité cérébrale augmenter. Le pouls bat à 64, 68.

Les urines sont plus abondantes (1 200 centimètres cubes en
vingt-quatre heures).

Ces résultats ne se maintiennent d'ailleurs que sous l'influence
d'une médication lécithinée ininterrompue depuis le mois de
septembre.

Observation VII

*(Communiquée par le Dr Toupet et signalée
par Morichau-Beauchant.)*

F..., 75 ans. — Malade affaiblie depuis longtemps, mais ne
présentant aucune affection déterminée. Se plaint de faiblesse et
de manque d'appétit. A souvent des syncopes. Tous les organes
sont sains.

Après quelques jours de repos et de médications reconstituantes diverses (glycérophosphates, kola) qui ne parurent pas d'ailleurs donner de grands résultats, on fait à la malade une première injection de 5 centigrammes de Lécithine, le 19 avril 1901. Le traitement est continué régulièrement jusqu'au 30 mai.

Après les huit premières injections, la malade éprouvait déjà une grande amélioration. L'appétit était plus marqué, les forces revenaient. Lorsqu'on cessa le traitement, la malade se sentait tout à fait bien.

Observation VIII

*(Communiquée par le Dr Toupet et signalée
par Morichau - Beauchant.)*

E. L .., 85 ans. — Ce malade, atteint d'un catarrhe bronchique, était dans un état d'affaiblissement extrême et restait au lit depuis longtemps.

Il présentait une escarre au coude droit (en arrière, l'articulation était ouverte) et une grande escarre sèche au sacrum.

Le malade est soumis à la Lécithine le 16 mai 1901, à la dose quotidienne de 25 centigrammes en pilule. Au bout de quelques jours, il refuse de continuer le traitement. On lui fait alors prendre de la Lécithine, sans qu'il s'en doute, en la dissolvant dans du lait.

Après quinze jours de traitement, le malade était nettement amélioré : l'appétit était plus marqué, les forces s'accroissaient ; les escarres étaient en voie de cicatrisation, et le malade commença à se lever.

Un mois après le commencement du traitement, le malade quittait l'infirmerie ; son état général était satisfaisant ; ses escarres avaient à peu près disparu.

Observation IX

*(Communiquée par le Dr Toupet et signalée
par Morichau-Beauchant.)*

M. J..., 68 ans. — Atteinte de rhumatisme chronique non déformant. Diminution de l'appétit et des forces.

Le traitement est commencé le 18 avril et dure jusqu'au 22 mai. La Lécithine est donnée à la malade tous les jours, alternativement en injections (5 centigrammes) et en pilules (30 centigrammes).

La malade éprouve une amélioration très sensible au point de vue de l'appétit, des forces, de l'activité.

Observation X

*(Communiquée par le Dr Toupet et signalée
par Morichau-Beauchant.)*

C..., 72 ans. — Atteinte de rhumatisme chronique non déformant ; douleurs dans toutes les jointures, lumbago intense. Affaiblissement sénile.

Le traitement, commencé le 24 avril 1901, est continué jusqu'au 28 mai. La malade reçoit un jour une injection de 5 centigrammes de Lécithine ; le lendemain elle prend 30 centigrammes de Lécithine sous la forme pilulaire.

Amélioration au point de vue de l'appétit et des forces. Le traitement a eu peu d'influence sur les douleurs.

Observation XI (inédite)

(Recueillie dans le service du Dr Toupet.)

M. P..., 75 ans. — Cette malade avait présenté à plusieurs reprises des symptômes attribués à des petits foyers de ramollissement cérébral. Il ne lui en était d'ailleurs resté aucun trouble moteur, ni sensitif ; mais elle était profondément affaiblie et apathique. Elle se refusait au moindre effort, et ne semblait plus vivre que d'une existence purement végétative.

Le 22 août 1901, on commence à lui donner quotidiennement 30 centigrammes de Lécithine par la voie gastrique. Le traitement est continué pendant deux mois.

Au bout de peu de temps, on note une amélioration sensible dans l'état de la malade : les forces reviennent, l'appétit est augmenté. L'activité cérébrale s'accroît considérablement : la malade recommence à s'intéresser à sa famille et à tout ce qui l'entoure.

Les bons résultats obtenus se maintiennent.

Observation XII (inédite)

(Recueillie dans le service du Dr Toupet.)

V. B..., 79 ans. — Cette malade ne présente aucune affection déterminée, mais elle est d'une très grande faiblesse, elle ne peut plus marcher; l'appétit est nul. L'inaptitude intellectuelle est marquée.

La malade est soumise à la Lécithine du 1er septembre 1901 jusqu'au 31 octobre.

L'amélioration est bientôt manifeste : la malade reprend rapidement ses forces, elle peut marcher, vaquer à ses occupations. L'activité cérébrale est considérablement augmentée; la malade peut faire sans fatigue de longues lectures.

Observation XIII (inédite)

(Recueillie dans le service du Dr Toupet.)

M. V..., 82 ans. — Ne présente aucune affection déterminée. Cachexie sénile. maigreur extrême, artériosclérose intense.

Le 4 mai 1901, injection de 80 grammes de sérum de Chéron, répétée tous les jours jusqu'au 16 mai; on ne constate aucun résultat appréciable. Le 17 mai, on commence les injections de Lécithine à la dose quotidienne de 5 centigrammes. La malade présente alors une légère amélioration; cependant la cachexie persiste.

Observation XIV (inédite)

(Recueillie dans le service du Dr Toupet.)

M...., 93 ans. — Très affaiblie, ne pouvant quitter son lit. Présente une tumeur très nette de la région épigastrique, ce qui,

joint à l'existence de douleurs et de divers autres symptômes, a
fait porter le diagnostic de cancer de l'estomac à forme torpide;
il n'y a pas eu d'hématémèses. On constate de la congestion aux
bases des deux poumons. Le cœur ne présente pas de lésions.
Les urines sont très rares; elles ne contiennent pas d'albumine.
L'activité cérébrale est diminuée. L'appétit est à peu près nul.

La malade est soumise à la médication lécithinée du mois de
juin au mois de septembre 1901; elle prend une dose quotidienne de 15 centigrammes de Lécithine par la voie gastrique.

L'amélioration est rapide et manifeste. Les forces reviennent;
la malade peut se lever, jouer du piano. L'appétit revient et se
maintient bon. Les urines augmentent et perdent leur teinte
rougeâtre pour prendre une coloration normale. L'état psy-
chique de la malade est bien meilleur.

Observation XV (inédite)

(Recueillie dans le service du Dr Toupet.)

L..., 66 ans. — Est atteint, en novembre, d'une pneumonie
franche du sommet gauche. La maladie a une évolution normale. Au moment où la fièvre tombe, on commence à donner de la Lécithine au malade, qui se sentait considérablement
affaibli. On constate alors une amélioration rapide dans son
état : les forces reviennent; le cœur, qui avait eu une tendance à
faiblir, se maintient bien. Le malade ne présente pas de signes
d'hépatisation grise. La convalescence se fait rapidement.

Observation XVI (inédite)

(Recueillie dans le service du Dr Toupet.)

B..., 74 ans. — Est atteint, au mois de septembre 1901, d'une
pneumonie de la base droite. La maladie évolue franchement,
sans complications. Le malade est soumis à la Lécithine, et, de ce
fait, la convalescence a été singulièrement accélérée. Le malade
n'est pas parvenu à la période d'hépatisation grise. Actuellement
il est en très bon état.

Observation XVII (inédite)

(Recueillie dans le service du Dr Toupet.)

L..., 74 ans. — Dilatation des bronches datant de 40 ans, avec fréquentes phases aiguës de la maladie. Au mois de décembre 1901, le malade a une poussée de bronchite aiguë, avec fièvre, expectoration abondante. Il reste très affaibli, n'a plus d'appétit. On lui donne alors de la Lécithine par la voie gastrique, à la dose quotidienne de 30 centigrammes.

Au bout de quelques jours, l'état général du malade est manifestement amélioré : les forces reviennent rapidement, l'appétit augmente chaque jour.

Ces résultats se sont maintenus après la cessation du traitement.

Observation XVIII (inédite)

(Recueillie dans le service du Dr Toupet.)

Q..., 72 ans. — Cachexie sénile, artério-sclérose intense, artères très dures. Urines très rares, chargée en sédiments; albumine fréquente, appétit nul. La malade prend 15 centigrammes de Lécithine chaque jour par la voie gastrique. Trois jours après le début du traitement, on constate déjà une modification dans les urines, qui deviennent plus abondantes et d'une coloration plus normale. L'appétit revient, les forces renaissent.

L'amélioration générale se maintient durant cinq mois; puis la cachexie reparaît. On recommence alors à donner de la Lécithine à la malade, qui est de nouveau améliorée.

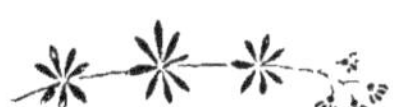

CONCLUSIONS

Comme on le voit, chez le vieillard, la Lécithine combat l'adynamie, relève les forces et améliore d'une façon parfois surprenante l'état général.

Elle apporte des modifications heureuses dans diverses affections de la vieillesse. On l'appréciera particulièrement dans la convalescence de ces diverses affections pour donner à l'organisme usé une vitalité nouvelle.

Elle a une heureuse influence sur certains troubles de dénutrition (escarres).

Son action diurétique manifeste doit être particulièrement signalée.

Chez aucun malade on n'a eu à observer, au cours du traitement, le moindre signe d'intoxication, le plus petit trouble fonctionnel attribuable à la Lécithine.

Même chez des malades souffrant de l'estomac on a pu donner la Lécithine en pilules sans provoquer l'apparition de douleurs.

Pour l'administration du médicament, voici comment procède Dubergé :

« Je prescris aux vieillards deux cuillerées à café de granulé d'Ovo-Lécithine Billon par jour, dans lait ou soupe à peine tiède : prendre trois à quatre flacons par an s'il n'y a pas d'autre indication que la faiblesse due à l'âge. J'augmente la dose et prolonge l'administration du médicament lorsqu'il y a une indication particulière, laquelle, en dehors de la convalescence, est le plus souvent la réduction du régime par suite de mauvaises digestions, dyspepsie, anorexie, etc. »

D'une façon générale, d'après Morichau-Beauchant et Ariès, on donne 20 à 30 centigrammes d'Ovo-Lécithine par jour, soit quatre à six dragées ou deux à trois cuillerées à café de granulé.

Si on préfère la voie sous-cutanée, une injection de $0^{gr},05$ par jour ou de $0^{gr},10$ tous les deux jours.

Nous rappelons qu'il n'y a pas de différence appréciable au point de vue des résultats, entre l'administration par voie sous-cutanée ou par voie gastrique.

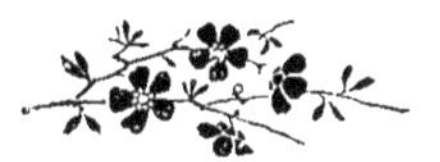

34438. — Tours, impr. Mame.

OVO-LECITHINE BILLON

(MARQUE DÉPOSÉE)

Dragées d'Ovo-Lécithine Billon
à 5 centigrammes.

Le flacon . . . . 4 francs.

DOSE : *trois à six dragées par jour.*

Granulé à l'Ovo-Lécithine Billon
à 10 centigr. par cuillerée à café.

Le flacon . . . . 4 francs.

DOSE POUR ENFANTS : $^1/_2$ à 2 *cuillerées à café par jour.*
DOSE POUR ADULTES : 1 à 3 *cuillerées à café par jour.*

Injection hypodermique stérilisée
à l'Ovo-Lécithine Billon
à 5 centigrammes par ampoule.

La boîte de six ampoules . . . . 4 francs.

34438. — TOURS, IMPRIMERIE MAME.

9 782019 239916